Michael Elies

Stark, gelassen, stabil – Naturheilkunde für das Immunsystem

Stark, gelassen, stabil –
Naturheilkunde für das Immunsystem

Michael Elies

2., bearbeitete Auflage

KVC | VERLAG

KVC Verlag
NATUR UND MEDIZIN e. V.
Am Deimelsberg 36, 45276 Essen
Tel.: (0201) 56305 70 | Fax: (0201) 56305 60
www.kvc-verlag.de

Elies, Michael
Stark, gelassen, stabil – Naturheilkunde für das Immunsystem

Wichtiger Hinweis: Für Angaben über Dosierungsanweisungen und Applikationsformen kann vom Verlag keine Gewähr übernommen werden. Jede Dosierung oder Applikation erfolgt auf eigene Gefahr des Benutzers.

ISBN 978-3-96562-053-7

Gestaltung: eye-d Designbüro, Essen
Druck: Union-Betriebs GmbH, Rheinbach

klimaneutral
natureOffice.com | DE-574-KJMCHZJ
gedruckt

Wer stark ist, kann gelassen sein

COVID-19 und die Angst vor Ansteckung und Krankheit stecken uns allen in den Knochen. Also möchten wir uns bestmöglich gegen Erkältung und Grippe wappnen. Und darin sind sich alle Experten einig: Ein stabiles Immunsystem ist die beste Vorbeugung!

Im Frühjahr 2020 kam der KVC Verlag mit der Idee auf mich zu, eine Art „Best of" meiner langjährigen praktischen Erfahrungen zu schreiben, denn die Naturheilkunde bietet ein reiches Repertoire an einfachen, aber wirkungsvollen Selbsthilfemaßnahmen für die kalte und nasse Jahreszeit mit ihren drohenden Infekten.

Danken möchte ich an dieser Stelle Frau Wefelmeier und Frau Frühwald vom KVC Verlag für die Zusammenstellung und Gestaltung des Textes. Ich gestehe, ich war selber ein wenig überrascht, wie viele meiner Tipps und Tricks aus den letzten 30 Jahren sie gesammelt haben, die wir jetzt gerne an Sie, liebe Leser*innen, weitergeben.

Bleiben Sie (damit) gesund!

Michael Elies

Inhalt

Einleitung

Im Sommer schöpft unser Körper Sonne und Kraft. Wir bewegen uns viel im Freien, genießen frisches Obst und Gemüse, sind gesellig, entspannt und in der Regel gesund! Mit den kürzer werdenden Tagen und den sinkenden Temperaturen im Herbst verändert sich alles langsam.

Unser Körper besitzt verschiedene Schutzmechanismen, um sich vor Viren, Bakterien oder Pilzen zu schützen. Doch diese hochkomplexe körpereigene Abwehr funktioniert nicht immer fehlerfrei. Gerade im Herbst und Winter können niedrige Temperaturen, Wind und Regen unser Immunsystem schwächen, zusätzlich trocknet die Heizungsluft unsere Schleimhäute aus, die eine wichtige Barrierefunktion gegen die Eindringlinge haben. Außerdem halten wir uns lieber im Haus auf, als an die frische Luft zu gehen. Und je weniger wir uns bewegen, desto weniger kommt auch unser Immunsystem in die Gänge.

Krankheitserreger wie Viren lauern auf der Türklinke, der PC-Tastatur oder dem Einkaufswagen im Supermarkt. Da wir uns etwa 400 Mal am Tag bzw. alle drei bis vier Minuten ins Gesicht fassen, können sie problemlos über Nase oder Mund in unseren Körper gelangen. Damit werden wir aber nicht automatisch krank, und glücklicherweise bleiben viele Infektionen ohne Symptome. Allerdings müssen wir dazu dem Immunsystem auf die Sprünge helfen und möglichst jeden Tag etwas dafür tun, um unsere Abwehrkräfte stabil zu halten. Neben den täglichen Einheiten Bewegung, gesunder Ernährung und ausreichend Entspannung als Basis gibt es aus der Naturheilkunde viele weitere Maßnahmen, die wir nach unseren persönlichen, individuellen Bedürfnissen zur Vorbeugung nutzen können.

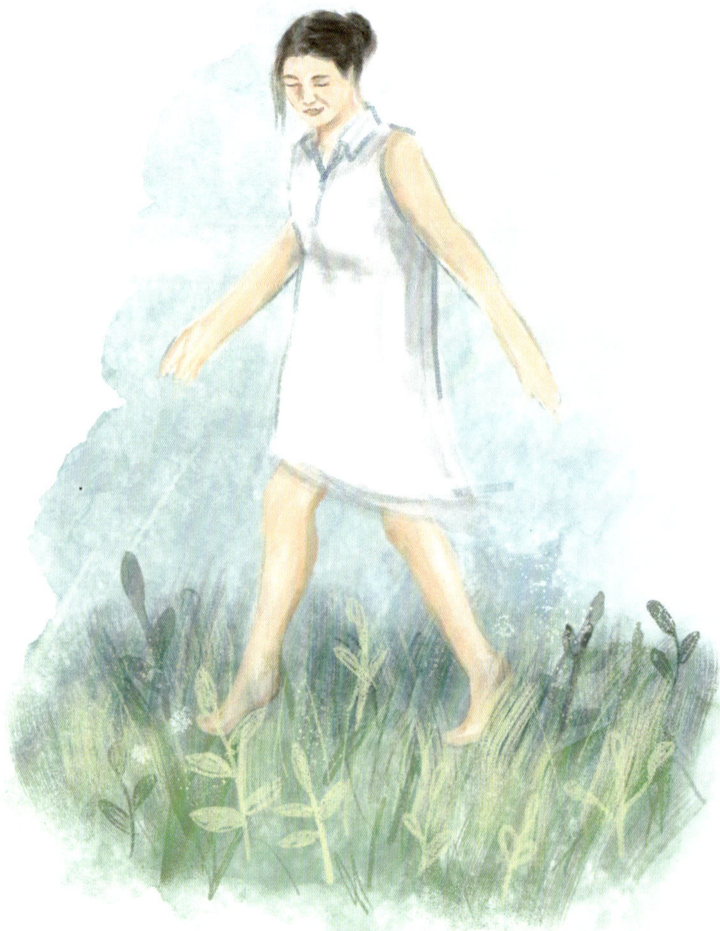

Das Immunsystem

Unspezifisch und spezifisch

Das Immunsystem ist ein über den ganzen Körper verteilter Verbund von Zellen und Geweben, die ständig in Bewegung und Austausch sind. Das gute Funktionieren unseres Immunsystems bei der Abwehr von Eindringlingen wie Bakterien, Viren, Pilzen oder Parasiten, aber auch z. B. bei der Zerstörung von Krebszellen, ist überlebenswichtig.

Diese Abwehrfunktion unseres Körpers basiert auf zwei Grundpfeilern: dem angeborenen (unspezifischen) und dem erworbenen (spezifischen) Immunsystem. Das angeborene, unspezifische Immunsystem sitzt z. B. in den Haut- und Schleimhautzellen, dient also der direkten Abwehr und ist nicht auf einen Erreger spezialisiert. Es schützt uns sehr schnell und effektiv. Das erworbene, spezifische Immunsystem entwickelt sich erst im Laufe unseres Lebens und richtet sich dann gegen bestimmte Erreger.

Die Immunantwort des Körpers

Beide Systeme arbeiten Hand in Hand. Wenn wir zum Beispiel mit einem Erkältungsvirus in Kontakt kommen, meldet sich schnell das angeborene Immunsystem: Es reagiert zum Beispiel mit einem akuten Schnupfen, d. h. mit Triefnase und Husten. Die sind demnach ein Anzeichen dafür, dass unser Körper gerade damit beschäftigt ist, ungebetene Gäste schnell wieder loszuwerden (unspezifische Immunantwort). Hat er dies geschafft, bilden sich sogenannte Antikörper, die das Erkältungsvirus unschädlich machen können (spezifische Immunantwort), wenn der Körper erneut mit dem Erreger in Kontakt kommt. Antikörper werden von den weißen Blutzellen produziert und sind komplexe Gebilde, die der Körper jederzeit aktivieren kann. Es ist im Übrigen nicht ratsam, die körpereigenen Abwehrreaktionen immer sofort durch Medikamente zu unterdrücken. Denn wenn sich keine spezifischen Antikörper bilden, haben die Viren das nächste Mal leichteres Spiel.

Ein stabiles Immunsystem

Die wichtigsten Voraussetzungen für ein stabiles, d. h. ein starkes und einsatzbereites Immunsystem sind:

- Bewegung, am besten an der frischen Luft
- Abwechslungs- und vitaminreiche, den körperlichen Bedürfnissen angepasste Ernährung
- Entspannung und Wohlbefinden mit ausreichend gutem Schlaf

Wer noch einen Schritt weitergehen möchte, kann naturheilkundliche Maßnahmen nach seinen individuellen Vorlieben oder, noch besser, nach Beratung durch einen Therapeuten, einsetzen:

- Güsse und Wickel, Sauna und andere Verfahren aus der Kneippschen Medizin („Abhärtung")
- Hausmittel (in der Regel unkompliziert und günstig)
- Heilpflanzen (frisch oder getrocknet, z. B. als Teezubereitungen)
- Naturheilkundliche Arzneimittel (möglichst in Absprache mit einem Therapeuten)

Diese naturheilkundlichen Maßnahmen können in stressigen Zeiten besonders sinnvoll sein, denn in Phasen seelischer Belastung braucht unser Immunsystem mehr Unterstützung.

Bewegung

Bewegung an der frischen Luft

Keine andere Therapie hat gleichzeitig eine so deutliche, ganzheitliche und gesunde Wirkung auf Seele, Geist und Körper wie die Bewegung. Viele von uns verbringen den Alltag in sitzender Position – am Rechner oder am Schreibtisch. Umso wichtiger ist es, in der Mittagspause, nachmittags oder abends ein wenig Bewegung einzuschieben. Dies kann schon ein kurzer Spaziergang sein, denn die beste Art der Bewegung findet an der frischen Luft statt. Wenn Sie es schaffen, dreimal in der Woche etwa 30–45 Minuten spazierenzugehen, zu walken oder Fahrrad zu fahren, verbessern sich die Zellen des Immunsystems spürbar und nachweislich: Die Infektanfälligkeit lässt nach, das allgemeine Wohlbefinden wird deutlich gesteigert.

Moderates Ausdauertraining

Wichtig ist immer das rechte Maß. Gesundheitlich wertvoll ist das sogenannte moderate Ausdauertraining, wenn es regelmäßig durchgeführt wird. Das können die oben genannten Einheiten Spazierengehen oder Fahrradfahren sein, aber auch eine Joggingrunde oder eine Einheit auf dem Ergometer. Wichtig ist die langsame Steigerung auf 30–45 Minuten. Während der Belastung sollte die Atmung im aeroben Bereich bleiben, das heißt: Während des Sports sollte man noch einen mittellangen Satz zusammenhängend und ohne Atemnot sprechen können.

Wichtige und nachgewiesene Effekte des moderaten Ausdauertrainings sind:

- Training des Herz-Kreislaufsystems
- Flexible Blutgefäße
- Verbesserung der Lungenfunktion
- Stärkung des Wohlbefindens
- Ankurbeln des gesamten Stoffwechsels

Gymnastik

Eine gute Ergänzung zum Ausdauertraining ist Gymnastik. Durch regelmäßige Übungen werden Muskulatur, Gelenke, Bänder und Knochen gestärkt und außerdem Koordinations- und Gleichgewichtssinn verbessert, so dass es weniger Gefahr von Stürzen, Osteoporose und Muskelschwäche gibt.

Manche praktizieren Yoga oder Feldenkrais und sind daher gut versorgt. Aber auch ganz einfache Übungen tragen zur Erhaltung der Kraft und der Beweglichkeit bei. Frau Dr. Carstens empfahl zum Beispiel, täglich am offenen Fenster Kniebeugen zu machen. Es ist wichtig, sich nicht zu überanstrengen und immer auf die individuelle Belastbarkeit zu achten.

Es gibt auch Gymnastikübungen, die speziell die Atmung trainieren. Zwei kleine Übungen stellen wir Ihnen im Folgenden vor. Sie müssen dafür nicht besonders sportlich oder mobil sein und können sie in bequemer Alltagskleidung durchführen.

Gehen im Raum

Gehen Sie mehrere Minuten durch den Raum und wählen dabei nur gerade Strecken. Nicht im Kreis gehen. Achten Sie auf eine aufrechte Haltung. Lassen Sie Arme und Schultern locker.
Strecken Sie dann beim Gehen die Arme hoch. Atmen Sie in Ihrem normalen Rhythmus durch die Nase ein. Senken Sie die Arme und atmen dabei durch den Mund aus. Wiederholen Sie diese Bewegung einige Male.

Atemübung

Stellen Sie sich locker hin, die Füße sind hüftbreit geöffnet. Ballen Sie die Hände zur Faust (mit dem Handrücken nach vorn), kreuzen die Unterarme und heben dann die Arme über den Kopf. Atmen Sie dabei durch die Nase ein.
Drehen Sie nun die Fäuste über dem Kopf so, dass die Handrücken zueinander zeigen. Öffnen Sie die Fäuste, spreizen Sie die Finger und führen Sie die Arme mit einer fließenden Bewegung nach unten seitwärts hinter den Körper. Atmen Sie dabei kräftig und hörbar aus. Stellen Sie sich vor, dass Sie „alles hinter sich lassen". Wiederholen Sie die Übung 5–10-mal.
(Quelle: Gymnastik für Senioren)

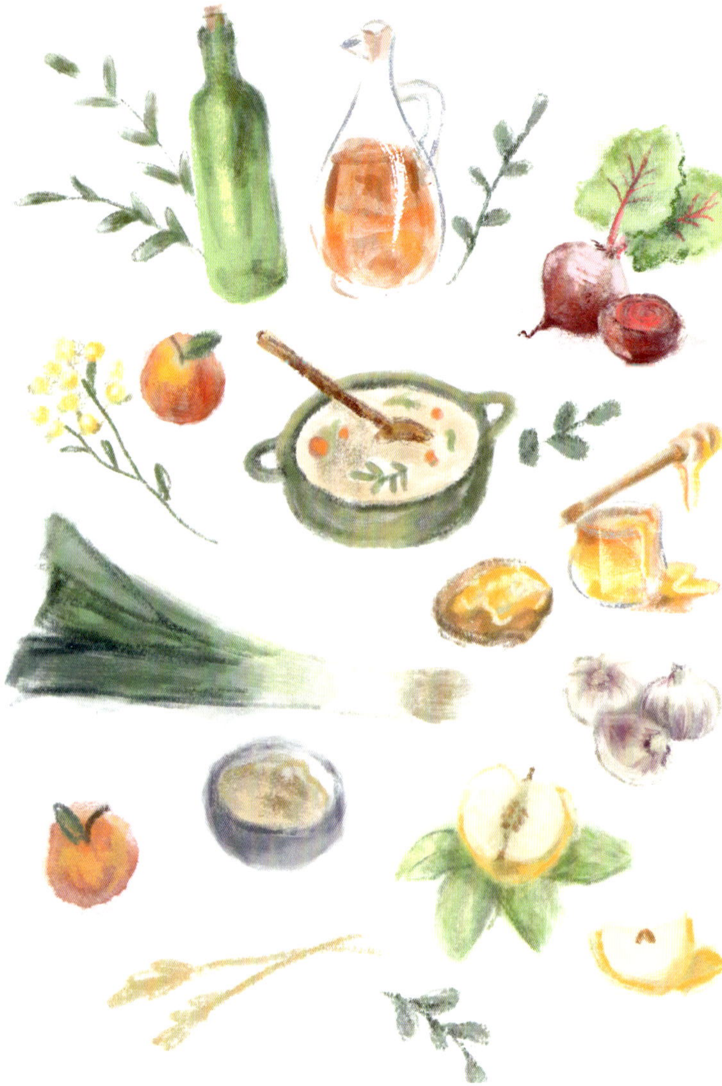

Ernährung

„Eure Heilmittel sollen eure Nährmittel sein
und eure Nährmittel sollen eure Heilmittel sein.“
Hippokrates (etwa 460–377 v. Chr.)

Eine abwechslungsreiche, vitaminreiche und den körperlichen Bedürfnissen angepasste Ernährung ist die Grundlage von Gesundheit und trägt stark zu einer körperlichen und seelischen Ausgeglichenheit bei. Eine der Jahreszeit angepasste Ernährung mit einer Auswahl an regionalen Lebensmitteln enthält eine gesunde Mischung aus Vitaminen, Mineralstoffen und Spurenelementen.

Versuchen Sie, Ihre Mahlzeiten nach diesen Kriterien einzunehmen. Essen Sie in Ruhe, ohne Ablenkungen, und konzentrieren Sie sich beim Essen auf die Qualität Ihres Gerichts (Geruch, Geschmack, Konsistenz, Bekömmlichkeit). Gerade die ersten Bissen, derart achtsam zu sich genommen, geben Hinweise auf die Verträglichkeit, ob Ihnen diese Speisen und Getränke auch wirklich guttun (Lebens-Mittel im doppelten Wortsinn)!

Die Grundsätze der Vollwert-Ernährung geben Orientierungen, welche gesunden und stärkenden Lebensmittel zu empfehlen sind:

Vollwert-Ernährung

- Essen Sie genussvolle und bekömmliche Speisen.
- Bevorzugen Sie pflanzliche Lebensmittel (überwiegend lacto-vegetabile Kost).
- Bevorzugen Sie gering verarbeitete Lebensmittel – reichlich Frischkost.

Hinzu kommen ökologische und sozial nachhaltige Grundsätze. Kaufen und essen Sie:

- ökologisch erzeugte Lebensmittel,
- regionale und saisonale Erzeugnisse,
- umweltverträglich verpackte Produkte und
- fair erzeugte und gehandelte Lebensmittel.

Regional und saisonal

Regionale und saisonale Ernährung bedeutet, dass wir vorrangig Lebensmittel verzehren, die zur jeweiligen Jahreszeit heimisch wachsen. Manche Lebensmittel wie der Ingwer sind nicht heimisch, aber als Heilmittel so wertvoll, dass wir sie in den Rezepten empfehlen.

Es gibt Gemüse wie Lauch, die ganzjährig aus regionalem Anbau erhältlich sind. Dann gibt es Sorten, die wir (fast) ganzjährig frisch oder gelagert kaufen können. Dazu zählen Zwiebeln, Kohl, Rote Bete, Kartoffeln und Möhren. Schließlich gibt es auch Sorten, die nur in bestimmten Monaten wachsen. Obst und Salat lassen sich mit Ausnahme von Äpfeln nicht gut lagern. Eine Tabelle mit einer Auswahl von saisonalen Lebensmitteln finden Sie im Anhang.

Stärkende Mahlzeiten morgens und vormittags

Honig und Apfelessig zum Start in den Tag

Honig ist ein vielseitig einsetzbares Lebens- und Heilmittel, das in keinem Haushalt fehlen sollte. Traditionell wird Honig gegen Erschöpfungszustände, für die Steigerung der Immunabwehr, gegen Erkältungskrankheiten und Husten sowie zur Wundheilung eingesetzt. Auch Propolis-Kuren während der dunklen Jahreszeit sind bewährt. Kaufen Sie Honig, wenn möglich, direkt beim Imker, auf jeden Fall aber aus heimischer Produktion.

Apfelessig stärkt die Immunabwehr, wirkt ausleitend (Anregung der Ausscheidungsorgane) und vitalisierend.

Der Mischung von Apfelessig und Honig wird eine positive Wirkung auf die Darmflora (wichtig für das Immunsystem) zugeschrieben.

Für einen guten Start in den Tag können Sie am Morgen auf nüchternen Magen ein Honig-Apfelessig-Wasser zu sich nehmen. Dieses Morgenritual belebt und aktiviert die Ausscheidungsorgane Darm und Niere. Auch bei Erkältungsneigung ist der Trank eine gute Basismaßnahme.

Honig-Apfelessig-Wasser

2 TL Apfelessig (Bio)
1 TL flüssiger Honig (regional)
Leitungswasser oder Mineralwasser

Apfelessig und Honig in ein Glas geben, verrühren, mit Leitungs- oder Mineralwasser auffüllen.

Haferflocken zum Frühstück

Drei Esslöffel Haferflocken mit einer Tasse Wasser und einer Prise Salz kurz aufgewellt sind ein leichtes, ballaststoffreiches Frühstück. Hafer ist reich an den Vitaminen A, C und E sowie Eisen und Zink. Diese Stoffe stärken und schützen die Zellen des Immunsystems.

Über die Haferflocken können Sie einen Esslöffel Leinöl geben. Leinöl ist ein hochwertiges und gesundes Öl, das besonders reich an mehrfach ungesättigten Fettsäuren ist. Diese Fettsäuren unterstützen nicht nur die Abwehr, sondern wirken zudem günstig auf die

Hormonproduktion, den Zellstoffwechsel, Gelenke und Haut. Frisches, hochwertiges Leinöl ist im Geschmack relativ neutral bis bitternussig. **Bitte beachten Sie:** Leinöl nicht erhitzen. Es kann, wie andere Lebensmittel, die reich an Omega-3-Fettsäuren sind, schnell ranzig werden. Bitte dunkel, kühl und nicht zu lange aufbewahren.

Zwischendurch: Apfel, Birne, Quitte

Nicht umsonst heißt es: „An apple a day keeps the doctor away". Am Vormittag gegessen sorgt er dafür, dass unser Blutzucker stabil bleibt und versorgt uns außerdem mit vielen guten Inhaltsstoffen: Ein Apfel enthält insgesamt etwa 20 Vitamine und Mineralstoffe (z. B. B-, C- und E-Vitamine, Kalium, Natrium, Magnesium, Kalzium und Eisen), abwehrsteigernde Polyphenole (sekundäre Pflanzenstoffe) sowie für die Verdauung wichtige Ballaststoffe. Bis zu 70 Prozent der Vitamine im Apfel befinden sich in der Schale oder unmittelbar darunter. Die Schale eines Apfels enthält je nach Sorte etwa fünf bis 35 Milligramm Vitamin C, daher den Apfel am besten nicht schälen.

Bevorzugen Sie Obst aus biologischem Anbau. Ein Tipp, wenn Sie Äpfel nicht gut vertragen: Wählen Sie eine alte, möglichst rote Apfelsorte (z.B. Danziger Kantapfel, Alkmene, Boskop, Rubinette) und dünsten Sie den Apfel kurz. Manchmal wird die Schale nicht vertragen. In diesem Fall ist ein geschälter Apfel besser als gar keiner.

Im Herbst werden die Quitten reif. Essen Sie sie reichlich als Kompott oder Mus. Die vitaminreichen Früchte haben nach naturheilkundlicher Erfahrung eine schleimhautbefeuchtende Wirkung, die in der Heizperiode sehr wohltuend ist.

Die Quitte galt wegen ihrer gesundheitsfördernden Wirkung im antiken Griechenland als heilige Frucht der Aphrodite und wird in der Hildegard-Medizin bei Gichtneigung angewandt. Gereinigte und getrocknete Quittenkerne können Sie als Hustenbonbon lutschen. Legt man die getrockneten Quittenkerne in Wasser, entsteht eine schleimige Flüssigkeit, die zum Gurgeln oder Mundspülen gegen entzündete Schleimhäute hilft.

Bei der Birne sitzen wie beim Apfel die meisten Wirkstoffe direkt unter der Schale. Der Reichtum an Mineralstoffen und Spurenelementen (u.a. Kalium, Magnesium, Zink) sorgt hier ebenfalls für eine Stärkung des Immunsystems. Der Birne wird wie der Quitte eine befeuchtende Wirkung auf die Schleimhäute zugeschrieben.

Nüsse als Snack

Nüsse sind fettreich (mit einem bedeutsamen Anteil entzündungshemmender ungesättigter Fettsäuren), aber cholesterinfrei und enthalten daneben Vitamin E, B-Vitamine, Magnesium, Kalium, Eisen, Zink und Selen. Eine Handvoll Walnüsse sind ein idealer Snack für zwischendurch. Diese sind in der Regel auch verträglich, wenn eine Allergie auf Haselnüsse und andere Frühblüher besteht.

Lebensmittel für die Hauptmahlzeiten

Stärkende Kraftbrühe

Eine Kraftbrühe aus Huhn und Gemüse regt unsere Lebenskraft an. Sie wird im angloamerikanischen Sprachraum auch als „Jewish Penicillin“ bezeichnet. Je länger Sie die Suppe kochen, desto mehr wärmende Kraft besitzt sie. Lauch, Sellerie und Ingwer, aber auch der reichlich zugesetzte Pfeffer führen zu einer Stimulierung der Speichelproduktion (mit den darin enthaltenen Abwehrstoffen) und Verdauungssäfte. Das Zink im Hühnerfleisch stärkt zudem die körpereigene Abwehr.

Kraftbrühe

1 Bio-Huhn, 300–500 g Möhren, 1–2 Stangen Lauch, 300–500 g Sellerieknolle, 1 daumengroßes Stück Ingwer, Bohnenkraut, Thymian, Majoran, Salz, Pfeffer.

Die Zutaten (bis auf die Kräuter) in einen großen Topf geben, mit Wasser auffüllen und zum Kochen bringen. Auf kleinster Flamme mindestens 2–3 Stunden köcheln lassen. In der letzten halben Stunde die Kräuter mitkochen. Die Brühe abgießen. Das Fleisch vom Knochen lösen und kleinschneiden; in die Suppe geben.

Der vitaminreiche Kohl

Die vielen heimischen Kohlsorten sind reich an den Vitaminen A, C, E und Zink. Ob Kohlrabi, Blumenkohl, Brokkoli oder Rosenkohl, Rot-, Weiß- und Wirsingkohl oder der in Norddeutschland so beliebte Grünkohl – alle glänzen mit der Note „sehr gut“, wenn es um den Gehalt an sekundären Pflanzenstoffen und vor allem um den Gehalt an Vitamin C geht. Die im Kohl enthaltenen Senfölglykoside stärken die

Gesundheit zusätzlich und wirken keimmindernd. Kohl, roh oder verarbeitet, kann also jede Mahlzeit bereichern.

Interessant ist der Kohl auch in vergorener Form – als Sauerkraut. Beim regelmäßigen Verzehr von rohem Sauerkraut wird aufgrund der Milchsäure zusätzlich die Darmflora günstig beeinflusst.

Spitzkohleintopf mit Kartoffeln (für 4 Personen)

800 g Spitzkohl, 400 g Kartoffeln, 1 Zwiebel, 1–2 EL Olivenöl, 1,5 Liter Gemüsebrühe, 1 Lorbeerblatt, 2 Salbeiblätter, 2 Stängel Petersilie, 1 Msp Pfeffer, ¼ TL Meersalz.

Den Spitzkohl putzen, halbieren und in Streifen schneiden, den Strunk entfernen. Die Kartoffeln und die Zwiebel schälen und würfeln. Das Olivenöl erhitzen. Zuerst die Zwiebel anschwitzen, dann den Spitzkohl und zum Schluss die Kartoffelwürfel dazugeben. Mit der Gemüsebrühe aufgießen und das Lorbeerblatt hinzufügen.

Bei schwacher Hitze 20–30 Minuten köcheln lassen. Wenn der Eintopf fertig ist, das Lorbeerblatt entfernen. Salbeiblätter und Petersilie fein hacken und untermischen. Mit Salz und Pfeffer abschmecken.

(Quelle: Vegetarisch vollwertig kochen)

Zwiebel und Knoblauch als natürliche Antibiotika

Die Zwiebel gilt als die älteste Kulturpflanze der Welt. Ebenso wie der Knoblauch enthält sie schwefelhaltige Verbindungen, die als natürliche Antibiotika gelten. Nicht umsonst gibt es zahlreiche Hausmittel gegen Infekte und Erkältungen, die Zwiebel und Knoblauch einsetzen, gerne in Kombination mit Zitrone.

Knoblauch enthält viele Vitamine, Spurenelemente und Mineralstoffe. Darunter sind die Vitamine A, C und E, verschiedene B-Vitamine, Kalium, Kalzium, Phosphor und Schwefel. Die Zwiebel ist vor allem ein Vitamin C-Lieferant. Gerade in rohen Zwiebeln ist viel Vitamin C enthalten. Da sie bei manchen Menschen mit empfindlicher Verdauung Magenschmerzen und Blähungen erzeugen, ist es empfehlenswert, Lauch- oder Frühlingszwiebeln zu verwenden, da sie bekömmlicher sind. Rohe Zwiebeln in Salaten oder auf dem Brot können auch durch die Gabe von Brotgewürzen (z. B. Kümmel, Fenchel, Koriander) bekömmlicher gemacht werden. Zwiebeln werden milder, wenn sie mit etwas Salz bestreut werden und man sie dann ziehen lässt. Auch milder als normale Zwiebeln sind Gemüsezwiebeln.

Brot mit Knoblauch und Honig

1 Scheibe Vollkornbrot, etwas Leinöl, 1 Knoblauchzehe, 1 TL flüssigen Honig, nach Belieben einige Thymianblättchen, frisch oder gerebelt.

Knoblauchzehe schälen. Brot mit Knoblauch einreiben oder Knoblauch in sehr dünnen Scheibchen auf der Brotscheibe verteilen. Den Honig darüber träufeln und nach Belieben mit Thymianblättchen bestreuen.

Vitamin- und nährstoffreiche „Superfoods“

Unter den heimischen Obstsorten gibt es wahre Vitaminbomben, die uns vor allem im Herbst und Winter schützen und stärken.

Sanddorn

Die kleinen gelb-orangen Sanddornbeeren enthalten bis zu zehnmal so viel Vitamin C (Ascorbinsäure) wie Zitronen. Ascorbinsäure ist u. a. für eine gute Wundheilung erforderlich und stärkt die Abwehrkräfte. Bei einer täglichen Zufuhr von 1 g Vitamin C verringern sich die Erkältungsdauer und die Anfälligkeit für Erkältungen.

Darüber hinaus enthält Sanddorn Vitamin E, Betacarotin und wichtige Vitamine der B-Gruppe, die gegen Stress und Erschöpfung helfen. Wenn Sie das Gefühl haben, eine Erkältung ist im Anmarsch, nehmen Sie dreimal täglich zwei Esslöffel Sanddornmuttersaft (Reformhaus, Bioladen) auf ein Glas Wasser. Der Muttersaft ist sauer und kann gut mit einem Löffel Honig verfeinert werden.

Hagebutte

Auch die Hagebutte ist eine heimische Frucht mit sehr hohem Vitamin C-Gehalt. Hagebutten enthalten außerdem Polyphenole, Carotinoide und Gerbstoffe. Verwendet werden die getrockneten Hagebuttenschalen oder -kerne als Tee.

Tee mit Hagebutten in der Erkältungszeit

2 Teile Hagebuttenfrüchte, 2 Teile Hagebuttenkerne, 1 Teil Lindenblüten und 1 Teil Holunderblüten in der Apotheke mischen lassen. 1 flachen EL der Teemischung mit einer großen Tasse kochendem Wasser überbrühen und zugedeckt 10 Minuten ziehen

lassen, abseihen. Bei Erkältungswetter morgens und abends eine Tasse Tee heiß trinken.

Johannisbeere

Schwarze Johannisbeeren sind extrem vitamin-, mineral- und ballaststoffhaltig. Sie enthalten wichtige Mineralstoffe und Spurenelemente (Kalium, Magnesium, Zink) und viele verschiedene Vitamine (A, B, C, E und K). Die rotblauen Farbstoffe, sogenannte Anthocyane, sind wichtige Antioxidantien, die unsere Zellen schützen. Genau wie Rote Bete oder Rotkohl versorgen uns Johannisbeeren mit Energie und Lebenskraft und bringen Farbe ins Gesicht und ins Leben.

Ein Hausmittel zur Vorbeugung von Erkältungen ist der Löffel schwarze Johannisbeeren mit Honig. Am besten schon im Sommer vorsorgen: Die schwarzen Johannisbeeren werden mit maximal einem Drittel der Menge Honig püriert und in Portionen für 2–3 Tage eingefroren. Von Oktober bis April isst man jeden Tag davon etwa 2–3 Esslöffel.
(Quelle: Hausmittel aus aller Welt)

Cranberry

Frische Cranberries sind von September bis Januar, tiefgefrorene das ganze Jahr über erhältlich. Die Früchte schmecken sehr herb und werden überwiegend als Saft oder getrocknet konsumiert.

Die in den Beeren enthaltenen Stoffe, hervorzuheben sind Vitamin C und Folsäure, stärken unsere Abwehr und sind überaus hilfreich bei Harnwegsinfekten und zu deren Vorbeugung.

Ingwer

Die Ingwerwurzel enthält Scharfstoffe und ätherische Öle. Diese Inhaltsstoffe wirken anregend auf die Verdauung und auf die Abwehrkräfte. In der chinesischen Medizin gilt der Ingwer vor allem als eine erwärmende Pflanze, die kältebedingten Erkrankungen entgegenwirkt. Ingwer ist also gut geeignet, um in der kalten Jahreszeit innerlich zu wärmen und das Immunsystem gegen Infekte der Atemwege zu stärken.

In den gesunden Knollen stecken zahlreiche Vitamine, Mineralien (Kalzium, Kalium, Eisen) und sekundäre Pflanzenstoffe. Diese schützen unsere Zellen vor schädlichen Umwelteinflüssen und stärken unsere Abwehr. Das ebenfalls enthaltene 6-Gingerol aktiviert das im Speichel enthaltene Abwehrsystem, d. h., Ingwer wirkt bereits im Mundraum. In Kombination mit Zitrone (Vitamin C) lässt sich diese Wirkung sogar noch steigern.

Für die tägliche Abwehrstärkung trinken Sie Ingwertee (zwei bis drei Scheiben frische Ingwerwurzel auf einen Liter Wasser), bei drohendem Infekt wird höher dosiert.

Ingwertee bei drohendem Infekt

Schälen Sie ein etwa daumengroßes Stück frische Ingwerwurzel und raspeln Sie es auf einer feinen Reibe. Mit einem Liter kochendem Wasser übergießen, zugedeckt ca. 10 Minuten ziehen lassen und evtl. mit etwas Honig süßen.

Ingwertee schmeckt auch sehr gut mit Limettensaft. Wer unterstützend noch die Wirkung von Heilpflanzen nutzen möchte, kann auch einen Teelöffel Melissenblätter mit in den Tee geben. Die Kombination mit Holunderblütensirup regt den Hautstoffwechsel zusätzlich an.

Es ist auch empfehlenswert, verstärkt mit Ingwer zu kochen, wobei sich Ingwer sehr gut mit Knoblauch ergänzt.

Die frische Ingwerwurzel kaufen Sie am besten im Naturkost- bzw. Bioladen. Die Haut sollte sich noch prall und glatt anfühlen und nicht schrumpelig sein. In einem feuchten Tuch hält sich die Ingwerwurzel bis zu drei Wochen im Kühlschrank.

Ingwerkonfekt, insbesondere in Kombination mit Bitterschokolade, ist gerade im Winter eine gesunde Süßigkeit.

Heilsame Öle

Lebertran ist in der Volksmedizin ein Infektschutz mit langer Tradition. Lebertran ist ein aus Fischleber insbesondere von Dorsch oder Kabeljau gewonnenes Öl. Es enthält mehrfach ungesättigte Omega-3-Fettsäuren, die Vitamine A und D. Omega-3-Fettsäuren haben u.a. antientzündliche und immunmodulierende Eigenschaften. Lebertran wird in Form von geruchs- und geschmacksneutralen Kapseln angeboten. Wer Lebertran einnehmen möchte, sollte dies zur Infektprophylaxe in allen Monaten mit einem „r“ tun, also von September bis April. Die Dosierung der Kapseln erfolgt nach dem Beipackzettel.

Achtung! Bitte besprechen Sie die Einnahme von Lebertrankapseln in jedem Fall mit Ihrem Arzt. Es gibt einige Gegenanzeigen.

Alternativ zum Lebertran kann man täglich zwei Esslöffel Leinöl einnehmen. Ein beliebtes Rezept sind Pellkartoffeln mit Quark und Leinöl – in Zeiten erhöhter Infektanfälligkeit sehr zu empfehlen. Leinöl ist ein hochwertiges und gesundes Öl, das besonders reich an mehrfach ungesättigten Fettsäuren ist. Frisches, hochwertiges Leinöl ist im Geschmack relativ neutral bis bitter-nussig.

Weitere gute und gesunde Öle sind z. B. Olivenöl und Weizenkeimöl. Olivenöl ist im Vergleich zu anderen Ölen etwas dickflüssiger und sehr gut verträglich. Es eignet sich für die tägliche Küche, weil es länger haltbar und außerdem für kalte und erwärmte Speisen einsetzbar ist.

Natives Weizenkeimöl wird nur in der kalten Küche, also z. B. in Salatsoßen, verwendet. Es ist reich an Vitamin E und sekundären Pflanzenstoffen und schmeckt angenehm mild. Es enthält auch geringe Mengen an Spermidin, einem Stoff, der die Aufräumfunktionen der Zellen (u. a. im Immunsystem) fördert.

Heilsame Kräuter und Gewürze

Die Verwendung von frischen Kräutern in der Küche ist ein kleiner und unglaublich effektiver Schritt in Richtung Gesundheit und Wohlbefinden: Kräuter haben entgiftende und entsäuernde Eigenschaften, fördern die Bekömmlichkeit und Verdauung der Speisen. In der Regel versorgen Kräuter den Körper auf sanfte und schmackhafte Art mit wichtigen Mineralien, Spurenelementen und sekundären Pflanzenstoffen. Einige Stoffe stechen heraus, etwa das grüne Chlorophyll, das z. B. Magnesium liefert und die Aufnahme von Eisen in den Körper fördern kann.

Vitamine und Schwefelverbindungen

Manche Kräuter wie die Kressen und der Bärlauch enthalten außerdem schwefelhaltige Verbindungen, die hemmend auf das Wachstum von Bakterien, Viren und Pilzen wirken.

Gartenkresse ist stoffwechselanregend und verdauungsfördernd. Sie stärkt die körpereigenen Abwehrkräfte. Frische Kresse wird nie mitgekocht, sondern erst vor dem Servieren an die Gerichte gegeben. Sie passt daher auch gut zu kalten Speisen (Salate, Rohkost, Quark).

Kapuzinerkresse ist verdauungsfördernd, entzündungshemmend, stärkt die körpereigenen Abwehrkräfte und wirkt leicht antibiotisch. Die frischen Blätter und Blüten passen zu Salaten, Quark, Eierspeisen und als Brotbelag.

Auch der Bärlauch gehört zu den leicht antibiotisch wirkenden Pflanzen. Seine schwefelhaltigen Inhaltsstoffe stärken die Immunabwehr, und er ist reich an Vitamin C. Bärlauch wird am besten frisch verzehrt, denn er verliert beim Trocknen sein Aroma.

Radieschen-Kresse-Cocktail

2 Bund Radieschen, 1 Schälchen Kresse, 1 kleine Zwiebel, 3 EL Weißweinessig, 2 EL Sonnenblumenöl, 1 Prise Zucker, Salz, frisch gemahlener Pfeffer.

Radieschen waschen und in Scheiben schneiden. Die Zwiebel schälen und würfeln. Die Kresse mit der Schere abschneiden, in einem Sieb abspülen und zusammen mit den Radieschen in eine Schüssel geben. Aus Essig, Salz, Pfeffer, Öl und Zwiebel eine Marinade herstellen, evtl. mit etwas Wasser verdünnen, über die Radieschen und Kresse geben und alles gut mischen.

(Quelle: Küchenkräuter)

Ätherische Öle

Ein wertvoller Inhaltsstoff zahlreicher Gewürzpflanzen sind die ätherischen Öle. Sie sind leicht flüchtig und für den charakteristischen Geruch und Geschmack der Pflanzen verantwortlich. Ätherische Öle sind in Blüten, Blättern, Stängeln, Früchten, Wurzeln und Rinden enthalten. Sie stellen einen Schutz für eine Pflanze dar und dienen der Abwehr von Fressfeinden.

Ätherische Öle sind Stoffgemische und haben je nach Mixtur unterschiedliche Auswirkungen. Ein gemeinsamer Nenner aller ätherischen Öle ist: Sie wirken desinfizierend, entzündungs- und keimmindernd. Pflanzen mit ätherischen Ölen werden u. a. bei Verdauungsbeschwerden, Atemwegserkrankungen und Schlafstörungen eingesetzt. Besonders erwähnt seien hier Lavendel, Salbei, Rosmarin, Thymian und Lorbeerblätter.

Nahrungsergänzungsmittel

Normalerweise können wir unseren Bedarf an Vitaminen und Spurenelementen durch eine ausgewogene Ernährung decken (siehe Tabelle S. 26/27). Daher ist eine unkritische Einnahme von Nahrungsergänzungsmitteln in der Regel nicht sinnvoll. Dies gilt auch für die hier nicht aufgeführten Prä- und Probiotika.

Achtung! Bitte immer Rücksprache mit dem behandelnden Therapeuten und dem Apotheker Ihres Vertrauens halten.

Zink

Das essenzielle Spurenelement Zink ist wichtig für das körpereigene Abwehrsystem, denn es ist Bestandteil eines Hormons, das für die Reifung wichtiger Abwehrzellen (sogenannte T-Zellen) verantwortlich ist. Zink kommt in natürlicher Form zum Beispiel in Fisch, Fleisch, Milch, Eiern und Käse vor, außerdem in Linsen, gelben Erbsen, Weizenvollkorn, weißen Bohnen, Weizenkleie, Mais, Haferflocken, Kartoffeln, Nüssen. Bei Zinkmangel kann es u.a. zu Wundheilungsstörungen, Infektanfälligkeit und Schädigung der Schleimhäute kommen, aber auch zu Durchfall, Haarausfall oder Depressionen.

Studien belegen, dass die Einnahme von Zinkpräparaten Dauer und Schwere einer Erkältung vermindert. Speziell im Rahmen einer Zuckerkrankheit sind die Zink-Spiegel im Blut häufig erniedrigt. Bei einem akuten Infekt können Sie das Abwehrsystem mit der Einnahme von Zink-Brausetabletten unterstützen. Zur Vorbeugung von Infekten ist die kurmäßige Einnahme (4–12 Wochen) von Zink geeignet. Die Zinkaufnahme über den Darm ist abhängig von der Ernährungsweise: Je mehr pflanzliche Nahrungsmittel Sie zu sich nehmen, desto größer ist der Bedarf. Als durchschnittliche Tagesdosis werden 7–11 mg Zink angegeben.

Achtung! Schwarzer Tee und Kaffee hemmen die Zinkaufnahme. Da Zink in manchen Fällen auch Nebenwirkungen verursachen kann, sollten Sie die Einnahme vorab mit Ihrem Apotheker oder Therapeuten besprechen.

Vitamin E, Selen, Vitamin D

Vitamin E ist in jeder Körperzelle vorhanden und eines der wichtigsten Schutzvitamine (11–15 mg Tocopherol-Äquivalent pro Tag). Es schützt die Gefäße und beugt Arteriosklerose vor. Zudem ist es ein wichtiges Vitamin für ein gesundes Immunsystem.

Auch das Selen (60–100 µg pro Tag) unterstützt unser Immunsystem. Zudem sollte auf ausreichend Vitamin D im Körper geachtet werden. Sollte der Vitamin D-Spiegel nicht im Normbereich sein, empfiehlt sich die Einnahme eines Vitamin-D Präparates, allerdings nur in Rücksprache mit dem behandelnden Arzt.

Achtung! Vitamin D, E und Selen können überdosiert schwerwiegende Nebenwirkungen verursachen, daher immer die Einnahme mit dem Arzt und Apotheker absprechen.

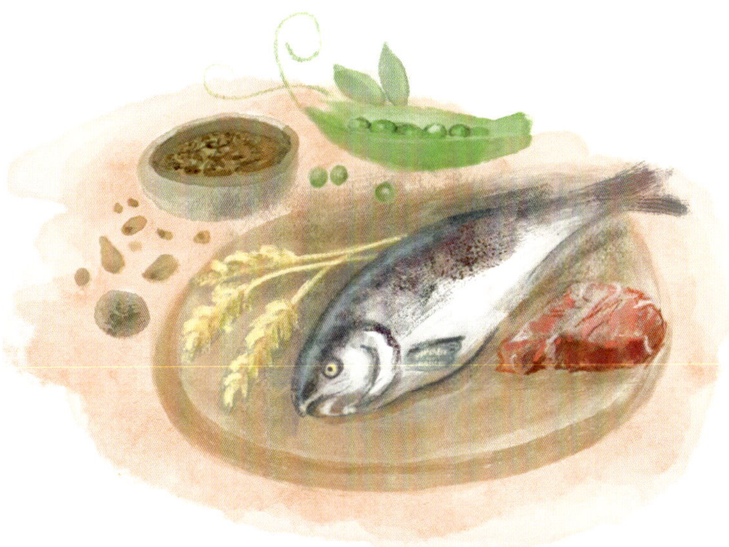

Vitaminreiche Lebensmittel – Übersicht

Die folgende Übersicht zeigt Lebensmittel und darin enthaltene Vitamine, die vor Infekten schützen können. Bauen Sie sie nach Neigung und Verträglichkeit in Ihren Speiseplan ein!

Vitamin B1	
Vorkommen in pflanzlichen Produkten	Vorkommen in tierischen Produkten
Bierhefe, Vollkornerzeugnisse, Hafermehl und -flocken, Sonnenblumenkerne, Pistazien, Weizenkeime, Hülsenfrüchte, grüne Erbsen, Kartoffeln, Kräuter	Fisch (Flunder, Scholle)
Vitamin B2	
Bierhefe, Vollkornprodukte, Champignons, Spinat, Haferflocken	Eier, Vollmilch und Milchprodukte, Fleisch, Fisch (Makrele, Seelachs)
Vitamin B6	
Kartoffeln, Vollkorn, Bananen, Linsen, Bierhefe, Spinat, Avocado, Ölsaaten, Walnüsse, Cashewnüsse	Geflügel, Fisch (Sardine, Makrele)
Vitamin B9 (Folsäure)	
Weizenkeime, rote Bohnen, Sojabohnen, Weizenkleie, Spinat, Brokkoli, grünes Blattgemüse, Bierhefe, Rote Bete, Walnüsse, Mais	Milchprodukte
Achtung! Folsäure ist wasserlöslich: Gemüse nur kurz waschen und Kochwasser mitverwenden!	

Vitamin B12	
Vorkommen in pflanzlichen Produkten	Vorkommen in tierischen Produkten
	Eier, Vollmilch und Milchprodukte (Camembert, Emmentaler), Fleisch, Fisch (Lachs)
Achtung! Vitamin B12 kann nur bei guter Magenfunktion aus der Nahrung aufgenommen werden. Die Aufnahme bedarf des vom Magen produzierten „intrinsic factor“.	
Vitamin C	
Acerola, Papaya, Brokkoli, Rosenkohl, Orangen, Erdbeeren, grüne Paprikaschoten, Grapefruit, Kartoffeln, schwarze Johannisbeeren, Kiwis, Sanddorn	
Vitamin D	
Champignons, Steinpilze, Pfifferlinge	Eier, Vollmilch und Milchprodukte, Fisch (Lachs, Hering, Sardinen, Bückling)
Achtung! Wichtig ist der Aufenthalt am Tageslicht, da dies die Vitamin D-Produktion in der Haut fördert.	

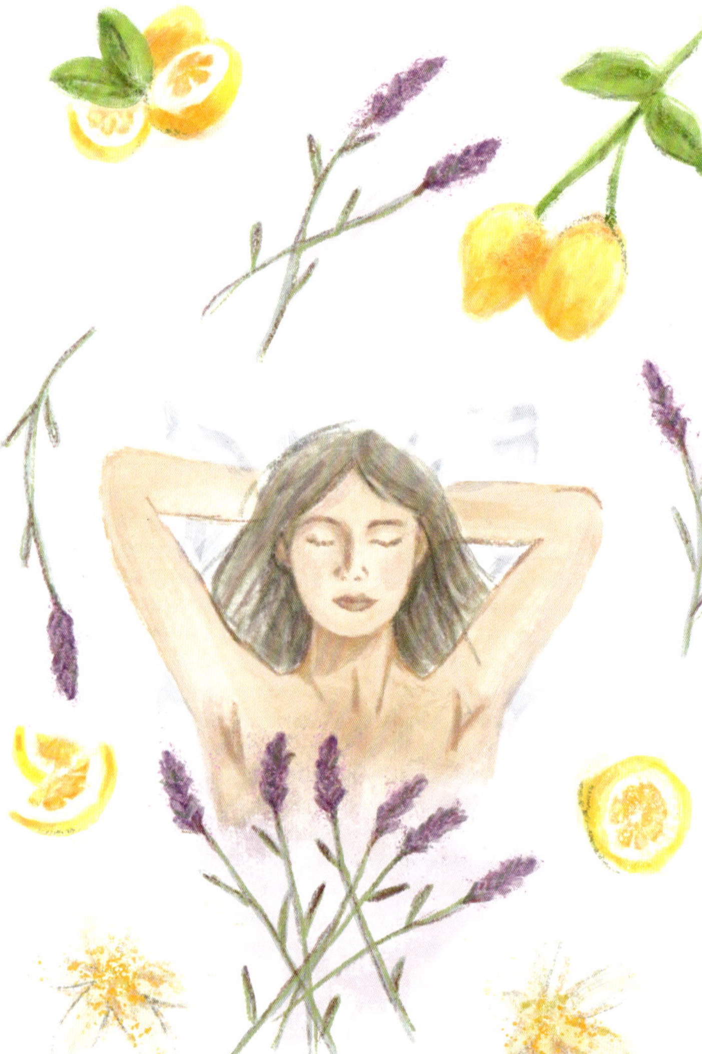

Entspannung, Wohlbefinden, guter Schlaf

Gelassenheit

Moderne wissenschaftliche Erkenntnisse zeigen uns, dass die Psyche einen unmittelbaren Effekt auf das Immunsystem hat. Menschen mit einem hohen Maß an Wohlbefinden bilden auch vermehrt Abwehrstoffe. Eine wichtige Rolle in diesem Zusammenhang spielt der Umgang mit Stress verursachenden Faktoren. Immer dann, wenn wir unsere Umwelt, andere Menschen oder Veränderungen als Bedrohung empfinden, befinden wir uns in einem leistungsorientierten Zustand, in dem keine Erholung stattfindet.

Das Immunsystem wird durch diesen „fight-or-flight"-Zustand erschöpft. Daher ist es wichtig, ausreichend Erholungsphasen und Pausen einzulegen, aber auch, Gelassenheit im Umgang mit unserer Umwelt einzuüben und die eigenen Gedankenmuster regelmäßig zu überprüfen.

Wir alle wissen: Angst erzeugt Krankheit. Es ist daher wichtig, sich stets vor Augen zu halten, dass eine Krise vorbeigehen wird. Man braucht dazu vor allem Gelassenheit. In der Online-Enzyklopädie Wikipedia wird Gelassenheit so definiert: „Gelassenheit, Gleichmut, innere Ruhe oder Gemütsruhe ist eine innere Einstellung, die Fähigkeit, vor allem in schwierigen Situationen die Fassung oder eine unvoreingenommene Haltung zu bewahren. Sie ist das Gegenteil von Unruhe, Aufgeregtheit, Nervosität und Stress."

Im mittelhochdeutschen Wort-Ursprung steckt interessanterweise auch die Bedeutung „Gottergebenheit". Diese hat nichts mit Fatalismus oder Gleichgültigkeit zu tun, sondern meint, sich vertrauensvoll in einen höheren Willen einzubringen. Die spirituelle Dimension ist wichtig für ein erfülltes Leben. In diesem Sinn sind die 10 Gebote der Gelassenheit sehr lesenswert (Quelle: www.pfarrbriefservice.de/file/die-zehn-gebote-der-gelassenheit):

„1. **Leben**: Nur für heute werde ich mich bemühen, den Tag zu erleben, ohne alle Probleme meines Lebens auf einmal lösen zu wollen.
2. **Sorgfalt**: Nur für heute werde ich mit größter Sorgfalt auf mein Auftreten achten. Ich werde niemanden kritisieren, werde nicht danach streben, die anderen zu korrigieren oder zu verbessern. Nur mich selbst.
3. **Glück**: Nur für heute werde ich in der Gewissheit glücklich sein, dass ich für das Glück geschaffen bin – nicht nur in der anderen Welt, sondern auch schon in dieser.
4. **Realismus**: Nur für heute werde ich mich an die Umstände anpassen, ohne zu verlangen, dass sich die Umstände an meine Wünsche anpassen.
5. **Hören**: Nur für heute werde ich zehn Minuten meiner Zeit der Stille widmen und Gott zuhören. Wie die Nahrung für das Leben des Leibes notwendig ist, so ist das Horchen auf Gott in der Stille notwendig für das Leben der Seele.
6. **Handeln**: Nur für heute werde ich eine gute Tat vollbringen. Und ich werde sie niemandem erzählen.
7. **Überwinden**: Nur für heute werde ich etwas tun, wozu ich keine Lust habe. Sollte ich mich in meinen Gedanken verletzt fühlen, werde ich dafür sorgen, dass es niemand merkt.
8. **Planen**: Nur für heute will ich mir ein genaues Programm vornehmen. Auch wenn ich mich nicht daran halten werde – ich werde den Tag planen. Ich werde mich besonders vor zwei Übeln hüten: vor der Hetze und vor der Unentschlossenheit.
9. **Mut**: Nur für heute will ich keine Angst haben. Ganz besonders nicht davor, mich an allem zu freuen, was schön ist – und an die Liebe zu glauben.

10. **Vertrauen**: Nur für heute werde ich fest daran glauben – selbst wenn die Umstände das Gegenteil zeigen sollten –, dass die gütige Vorsehung Gottes sich um mich kümmert, als gäbe es sonst niemanden auf der Welt."

Umgang mit Angst

Autosuggestion

Gelassenheit, also Gleichmut und Gemütsruhe, lassen uns vor allem in schwierigen Situationen die Fassung oder eine unvoreingenommene Haltung bewahren. So können Sie zum Beispiel versuchen, dem Stress und der Angst mittels Autosuggestion zu begegnen. Eine Autosuggestion besteht aus formelhaften Sätzen, die situativ wiederholt werden. Bewährt in der Schmerztherapie ist ein Aufbau aus drei Sätzen. Man kann ihn leichterhand auf die Angst anwenden:

- Angst, ich danke Dir, dass Du mir sagst, wie ungewöhnlich es gerade zugeht.
- Angst, ich habe alles unter Kontrolle, Du darfst verschwinden.
- Angst, Du darfst wiederkommen, wenn sich an der jetzigen Situation etwas ändert.

Mit dieser Art Dreiklang kann man der Angst einen Sinn geben, Wertschätzung und Veränderungswillen zeigen. Die Methode funktioniert übrigens auch sehr gut, wenn man sich beispielsweise angewöhnen möchte, mit den Händen zukünftig weniger ins Gesicht zu fassen, um einer Einschleppung von Infektionserregern auf Türklinken, Einkaufswagen oder PC-Tastaturen vorzubeugen:

- Hände, ich danke Euch für alles, was Ihr für mich tut, gerade in dieser ungewöhnlichen Zeit.

- Hände, mein Gesicht ist gut geschützt, Ihr könnt Euch ganz Euren anderen Aufgaben widmen.
- Hände, Ihr dürft Euch wieder dem Gesicht nähern, wenn sich an der jetzigen Situation etwas ändert.

  (modifiziert nach: www.mbm-usz.ch/corona/bepositive)

Entspannungstechniken

Die Angst vor einer Ansteckung mit Krankheitserregern schwächt die Immunabwehr. Daher ist es sehr sinnvoll und wichtig, durch Entspannungstechniken Ängste und Sorgen zu reduzieren und die Zuversicht zu stärken.

Entspannungsmethoden wie die Progressive Muskelentspannung, Autogenes Training, aber auch Yogaübungen und Thai Chi helfen, Anspannung und Angst zu lindern. Durch regelmäßiges Üben kann man die Fähigkeit entwickeln, Muskeln zu entspannen und geistige wie emotionale Aktivität zu vermindern. Die Methoden lernt man am besten in einem Kurs unter fachlicher Anleitung.

Auch der Atem ist ein kraftvolles Instrument, um sich in angespannten Situationen zu entspannen oder in erschöpften Momenten für etwas mehr Energie zu sorgen. Es gibt viele verschiedene Atemschulen und -techniken. In manchen wird der Atem gelenkt, in anderen lässt man ihn fließen. Beide Richtungen haben ihre Berechtigung. Als Einstieg bietet es sich auch für den Hausgebrauch an, den Atem erst einmal zu beobachten.

Den Atem beobachten

Setzen Sie sich bequem hin. Schließen Sie die Augen und lenken die Konzentration auf den Atem. Lassen Sie ihn einfach fließen. Lassen Sie ihn kommen und gehen. Werden Sie nicht aktiv. Strengen Sie sich nicht an. Schauen Sie einfach zu, wie Ihr Atem gerade jetzt fließt.
(Quelle: Bewusst atmen, besser leben)

Aromatherapie

Auch ätherische Öle können Ängste lindern, z. B. Citrus-Orangen-Düfte oder Lavendel. Die Apothekerin und Aromaexpertin Gisela Hillert kennt die Wirkungen der Düfte auf Immunsystem und Psyche: So wirken Lavendel, Linaloeholz, Rose und Rosengeranie immunmodulierend und die Stressproduktion regulierend. Vanilleextrakt und Benzoe Siam wirken stimmungsaufhellend und Gelassenheit fördernd. Iris, Lavendel, Bergamotte und Zeder wirken stark beruhigend, Cajeput und Eukalyptus haben einen Reinigungseffekt auf Lunge und Bronchien.

Achtung! Lassen Sie sich zur Anwendung von fachkundigen Therapeuten oder Apothekern beraten.

Guter Schlaf

Mittagspause

Obwohl jeder Mensch einen eigenen „Biorhythmus", d. h. einen täglichen Rhythmus von leistungsstarken und leistungsschwachen Zeiten, hat, kann man generell sagen, dass im normalen Arbeitsalltag der frühe Vormittag eine besonders leistungsstarke Zeit ist. In der

Mittagszeit kommt es zu einem Leistungsabfall, insbesondere, wenn es um diese Uhrzeit eine warme Mahlzeit gibt. Wer sich in dieser Zeit ausruht, erweist seiner Gesundheit einen großen Dienst.

Daher sollte, wenn möglich, an eine Mittagspause oder gar einen kurzen Mittagsschlaf gedacht werden – eine halbe Stunde ist wunderbar, manche kommen auch mit einem kurzen Nickerchen von 10–15 Minuten aus und fühlen sich danach rundum erfrischt. Der Mittagsschlaf ist eine optimale Kraftquelle, die zu einer raschen Regeneration von Körper, Geist und Seele führt.

Nachtschlaf

Genügend Schlaf stärkt unser Immunsystem: Studien haben mehrfach belegt, dass bei gesundem und ausreichendem Schlaf natürliche Abwehrzellen in größerer Zahl gebildet werden. Bakterien und Viren können besser bekämpft werden.

Es lohnt sich immer, sich mit dem eigenen Schlaf zu befassen: Ein Drittel unseres Lebens verbringen wir schlafend. Schlafhygiene, also Verhaltensweisen, Maßnahmen und Umstände, die einen erholsamen und gesunden Schlaf fördern, sollte also großgeschrieben werden. Schlaffördernde Maßnahmen sind z. B. Regelmäßigkeit und Ordnung (regelmäßige Zeiten beim Zubettgehen und regelmäßige Aufstehzeiten), sportliche Aktivität nicht zu spät am Nachmittag, Verzicht auf Stimulanzien und Alkohol am Abend und eine leichte Abendmahlzeit. Störende Licht- und Geräuschquellen (Handy, PC, Fernsehen) sollten soweit möglich ausgeschaltet werden, und das Lüften des Schlafzimmers vor dem Zubettgehen ist auch sehr sinnvoll.

Besonders wirksam ist Schlafhygiene in Verbindung mit Entspannungsverfahren. Eine relativ einfache Übung, die Entspannung und guten Schlaf fördert, ist die „Atemverlangsamung“.

Atemverlangsamung

Legen Sie sich bequem hin, gegebenenfalls im Bett, und beobachten zunächst Ihren Atemfluss. Beginnen Sie nun, bei der Ein- und Ausatmung zu zählen, z.B. Einatmung: 1, 2, 3, Ausatmung: 1, 2, 3. Haben Sie dies ein Weilchen getan, beginnen Sie langsam, die Ausatmung zu verlängern, z.B. auf 1, 2, 3, 4 (5). Die Länge der Einatmung bleibt unverändert. Achten Sie darauf, dass der Atemfluss leicht und fließend bleibt und Sie kein Gefühl von Anstrengung oder Atemnot bekommen. Durch die Verlangsamung des Ausatmens – dies sollte sich immer leicht und zwanglos anfühlen – wird die Neigung einzuschlafen begünstigt, denn das Einschlafen geschieht während der Ausatmung.
(Quelle: Schlafstörungen)

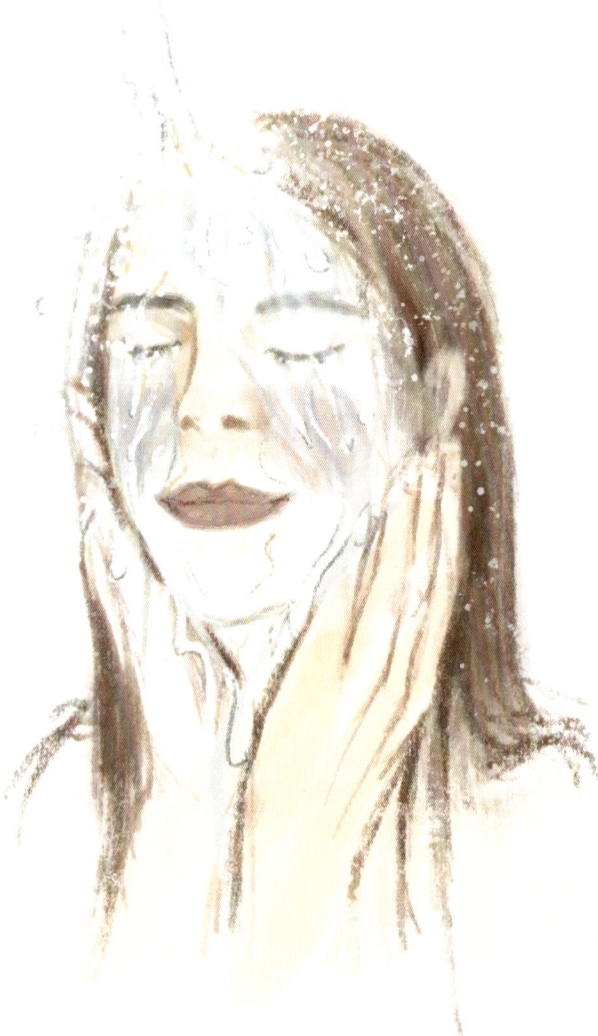

Naturheilkundliche Selbsthilfe

Wichtig! Vermeiden Sie Kälte, vor allem an Kopf und Füßen! Durch die Kälte ziehen sich die Blutgefäße zusammen – das ist schlecht für die Abwehr. Vor und nach einer Anwendung mit kaltem Wasser müssen die Gliedmaßen bzw. der Körper warm sein.

Anwendungen mit Wasser

Viele Elemente der Hydrotherapie, also der Anwendung von Wasser zur Vorbeugung und Behandlung von Krankheiten, eignen sich zum „Abhärten". Abhärten bedeutet, dass sich der Organismus den wechselnden äußeren klimatischen Bedingungen besser anpassen kann, dies stärkt die Abwehrkräfte. Bei uns ist die Wassertherapie eng mit dem Namen Sebastian Kneipp verbunden.

Das Wasser wirkt auf unterschiedlichste Art und Weise auf den Organismus ein. Ein wichtiger Aspekt ist die Temperatur des Wassers.

Kalter Gesichtsguss

Ein kalter Gesichtsguss erfrischt nicht nur das Gesicht, sondern den ganzen Körper. Er regt die Schleimhautproduktion und die Durchblutung in der Nase und im Rachen an und ist somit hervorragend zur Infektabwehr geeignet.

Der Gesichtsguss leistet auch wertvolle Dienste bei chronischen Erkrankungen der Ohren, der Nasennebenhöhlen, des Zahnhalteapparates und der Augen. Wegen seiner positiven Wirkung auf die Hautdurchblutung und -straffung wird er auch als „Schönheitsguss" bezeichnet.

Gesichtsguss

Der Gesichtsguss wird mit einem drucklosen Wasserstrahl durchgeführt. Wenn Sie kein spezielles Gussrohr haben, können Sie auch den Duschkopf abmontieren und den Duschschlauch verwenden.

Beugen Sie sich über die Badewanne oder das Waschbecken und schließen Sie die Augen. Beginnen Sie an der rechten Stirnseite, von dort quer über die Stirn, dann senkrechte Gießungen neben der Nase rechts beginnend zu den Wangenknochen hin, links wiederholen. Halten Sie den Strahl für ein paar Sekunden auf die geschlossenen Augen. Zum Abschluss das Gesicht umkreisen. Während der Anwendung regelmäßig weiteratmen. Nach dem Guss leicht abtrocknen.

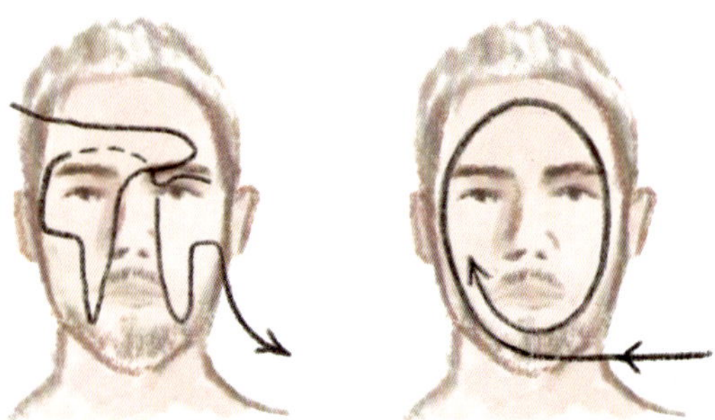

Achtung: Der Gesichtsguss sollte nicht angewendet werden beim Grünen oder Grauen Star sowie bei akuten Entzündungen und Nervenreizungen im Kopfbereich (z. B. Trigeminusneuralgie).

Tau- und Wassertreten in kaltem Wasser

Kaltreize, bei denen Wasser von 12–16 °C genutzt wird, eigenen sich zur Abwehrstärkung. Ein Kaltreiz ist z. B, auf der Wiese tauzutreten oder im Winter barfuß durch den Schnee zu laufen. Dadurch werden die körpereigenen Abwehrkräfte gestärkt, die Verdauung wird angeregt und der ganze Organismus auf Trab gebracht. Tautreten sollte man am besten morgens vor dem Frühstück für drei bis fünf Minuten. Danach trockene Baumwollsocken anziehen und zügig gehen.

Alternativ zum morgendlichen Tautreten können Sie auch in der Badewanne Wassertreten, dann sogar zweimal täglich: Abends kaltes Wasser (14–16 °C) knöchel- bis knapp unterkniehoch in die Badewanne laufen lassen und darin umherlaufen „wie der „Storch im Salat", bis die Füße kalt werden (ca. 1–2 Minuten). Danach das Wasser abstreifen und Wollsocken anziehen. Das Wasser über Nacht in der Wanne lassen und morgens mit dem Storchengang den Tag starten. Diese Maßnahme ist auch ein gutes Venentraining.

Kalter Knieguss

Der Kneippsche Knieguss regt den Kreislauf an und beugt schweren Beinen vor. Man stellt dazu den Duschkopf so ein, dass das Wasser sanft rinnt (kein harter Strahl), die Wassertemperatur soll 14–16 °C betragen.

Kneippscher Knieguss

Sie beginnen an den Zehen des rechten Fußes, führen das Wasser über den Fußrücken zur Ferse, von dort außen an der Wade hoch bis eine Handbreit über die Kniekehle. Dort verweilen Sie etwa fünf Sekunden und achten darauf, dass das Wasser wie ein Mantel die ganze Wade bedeckt. Dann führen Sie den Duschkopf an der Innenseite der Wade wieder zurück zur

Ferse. Dasselbe wiederholen Sie am linken Bein. Zum Schluss gießen Sie hintereinander beide Fußsohlen kurz ab.
Vorsicht! Die Dauer des kalten Gusses beträgt im Allgemeinen etwa 30 Sekunden. Sobald ein schneidendes Kältegefühl empfunden wird oder eine deutliche Rötung der begossenen Hautpartie zu erkennen ist, den Guss beenden.
Vor kalten Anwendungen immer darauf achten, dass Ihnen warm ist. Kein Kältereiz auf kalte Gliedmaßen! Vor der Durchführung eines kalten Kniegusses bietet sich ein warmes Fußbad an.

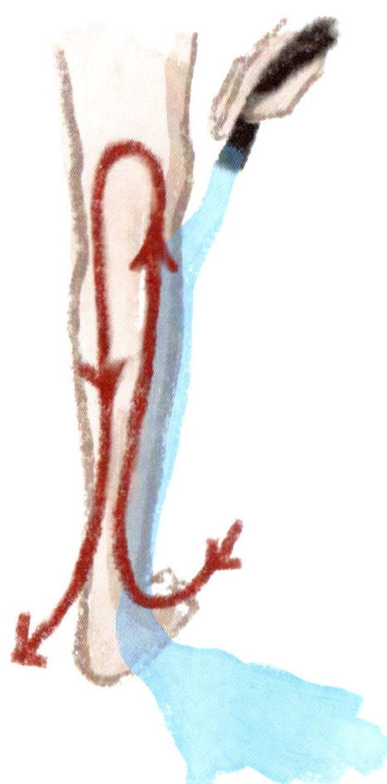

Kalte Waschung

Als morgendliche Abhärtung bietet sich eine kalte Waschung an. Auch diese soll nur bei warmer Haut durchgeführt werden.

Für die kalte Waschung einen Waschlappen in kaltes Wasser tauchen, gut ausdrücken und den Körper in folgender Reihenfolge zügig abwaschen: rechter Arm, Hals, Brust, Bauch, linker Arm. Nach erneutem Eintauchen und Ausdrücken des Lappens den Rücken waschen. Danach die Haut möglichst durch Bewegung oder im Bett (Unterhemd anziehen oder in ein Badehandtuch hüllen) trocknen. Sie können das Wasser auch nur abstreifen und den Körper trockenbürsten.

Warmes Fußbad

Warme Fußbäder sind nicht nur sehr wohltuend, sie können auch eine aufziehende Erkältung abwehren: Das Immunsystem wird in seiner Arbeit unterstützt und die Durchblutung (auch der Schleimhäute) angeregt.

Als tägliche Routine ist das abendliche Fußbad genau das Richtige, um innerlich abzuschalten und dem Körper noch einmal durch die warmen Füße die notwendige Bettschwere zu geben.

Warmes Fußbad

Ein warmes Fußbad führen Sie mit körperwarmem Wasser (37–38 °C) etwa 10–15 Minuten lang durch. Geeignete Badezusätze sind Meersalz oder Natron. Beide Zusätze wirken hautausleitend und entsäuernd. Ein Schuss Apfelessig hat zusätzlich eine erfrischende Wirkung und beugt Fußpilz vor.

Achtung! Vorsicht mit zu warmem Wasser bei Krampfaderleiden und Nervenschäden an den Beinen (Polyneuropathie, z. B. bei Diabetes). 30 °C sind dann ausreichend!

Zum Thema warme Füße abschließend eine kleine Mediziner-Anekdote: Der holländische Arzt Boerhave hinterließ 1738 bei seinem Tode ein versiegeltes Päckchen mit der Aufschrift: „Die einzigen und tiefsten Geheimnisse der ärztlichen Kunst." Es wurde für 10.000 Gulden ersteigert und enthielt einen Zettel: „Halte den Kopf kühl, die Füße warm und den Leib offen! Dann kannst Du aller Ärzte spotten."

Sauna

Regelmäßiges Saunieren hat einen abwehrstärkenden Effekt. Die Intensität muss jeweils der aktuellen körperlichen Verfassung angepasst werden.

Alle Wechselanwendungen mit Wärme und Kälte – wie dies in der Sauna geschieht – trainieren die Blutgefäße: Bei Wärme erweitern sie sich, bei Kälte ziehen sie sich zusammen. Die Blutgefäße haben eine Muskelschicht, die sich als Ringmuskel zusammenziehen oder ausdehnen kann. Kommt es dann wirklich zu einer Kältewelle oder nasskaltem Wetter, können die Blutgefäße besser auf dieses Klima reagieren, ohne dass unsere Füße und unsere Nase schnell kalt werden und wir uns in Folge eine Erkältung „einfangen".

Die Sauna stellt einen Wärmereiz durch heiße Luft (bis zu 100 °C) dar, auf den ein Kältereiz folgt. Nach einer Ruhepause wird der Saunagang nach Verträglichkeit ein- bis zweimal wiederholt. Die Sauna bewirkt – vorausgesetzt, die Saunagänge werden richtig durchgeführt und enthalten ausreichende Pausen – eine Abhärtung und Steigerung der Abwehrkraft. Durch den Schweiß wird die Hautausscheidung verbessert, was wiederum dem Schutzmantel der Haut zugutekommt.

Vorsicht: Auf einen Saunabesuch sollte verzichtet werden, wenn Sie unter einem akuten Virusinfekt, akut entzündlichen Erkrankungen, schweren Herz-Kreislauferkrankungen, Nierenerkrankungen oder Schilddrüsenüberfunktion leiden. Fragen Sie bitte im Zweifelsfall vorher Ihren Arzt.

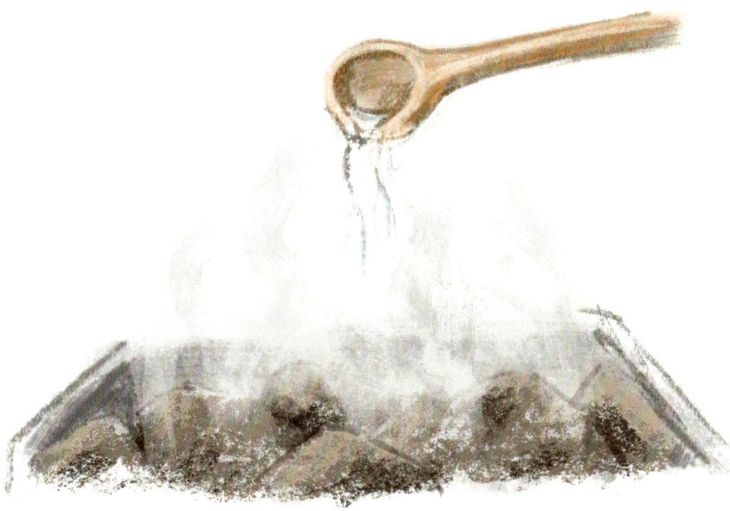

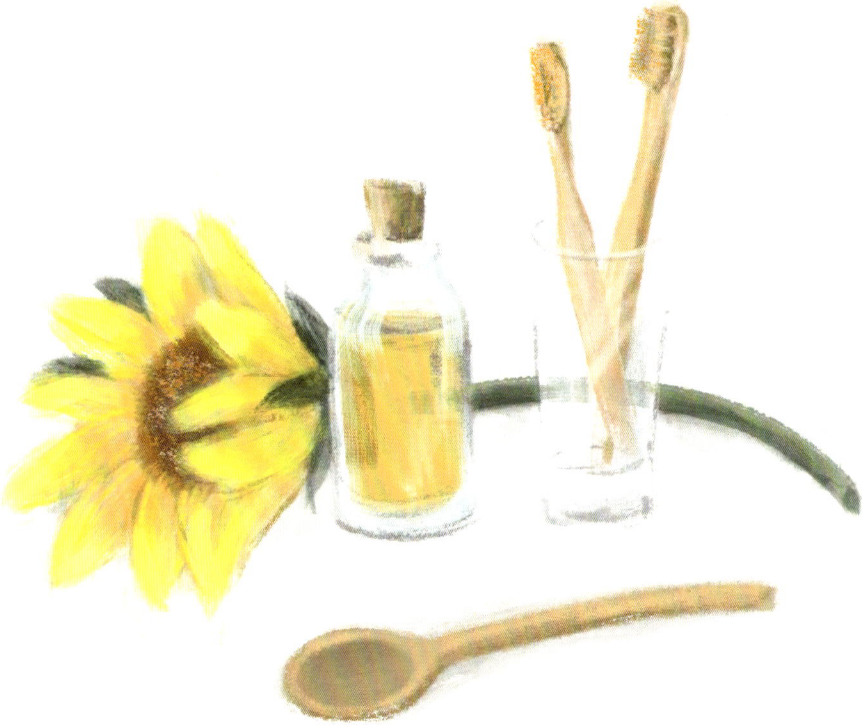

Weitere Maßnahmen zur Vorbeugung von Infekten

Hausmittel

Ölziehen oder Ölkauen

Regelmäßiges „Kauen" oder „Ziehen" (im Mund mit Kaubewegungen bewegen und durch die Zähne ziehen) von kalt gepresstem Sonnenblumenöl ist eine Maßnahme aus der ukrainischen Volksmedizin. Es ist eine Anwendung für den Morgen vor dem Frühstück, kann aber auch untertags oder abends durchgeführt werden.

Die Mundhöhle stellt die wichtigste Eintrittspforte für Krankheitserreger aus der Umwelt dar. Eine Vielzahl von Mikroben ist hier vorhanden, bei jedem von uns. Das Öl vermag als Fett zunächst die fettlöslichen Erreger und ihre Stoffwechselprodukte zu binden. Durch die Bewegung des Öls werden Zähne und Zahnfleisch einschließlich Zahnfleischtaschen mechanisch gespült. Das Öl verwandelt sich allmählich in eine Emulsion, ein Wasser-Fettgemisch. Nun ist es in der Lage, auch wasserlösliche Erreger, deren Stoffwechselprodukte und andere Gifte zu binden und entgiftet somit auf zweifache Weise. Zudem werden vermutlich die Speicheldrüsen in ihrer Tätigkeit angeregt, was ebenfalls zu einer verstärkten Reinigung des Mundraumes beiträgt.

Ölziehen

1 TL bis 1 EL Sonnenblumenöl (oder ein anderes reines Pflanzenöl) im Mund für etwa 5–10 Minuten „kauen" und durch die Zähne ziehen. Das Öl wird mit der Zeit weißlich und dünnflüssig. Nach dem Ausspucken muss die Mundhöhle gründlich

mehrmals mit kaltem Wasser nachgespült werden. Auch eine Reinigung der Zähne mit der Zahnbürste ist sinnvoll.

Nasenspülung

Die Nasenspülung mit Salzwasser dient der mechanischen Reinigung der Nasengänge von Verkrustungen, Staub und Pollen, die die Gesundheit belasten, zu Erkältungen führen und natürlich insbesondere Allergikern zu schaffen machen. Daneben wird die Durchblutung in der Nasenschleimhaut angeregt, das Salz wirkt desinfizierend.

Die Salzlösung, mit der die Nase gespült wird, sollte isotonisch (0,9 %), d.h. weder über noch unter der im menschlichen Organismus vorherrschenden Konzentration, sein. Eine derartige Konzentration ist optimal, da sie weder die Nasenschleimhaut austrocknet (wie bei einer zu hohen Konzentration) noch zu einem Anschwellen der Nasenschleimhäute führt (wie bei einer zu niedrigen Konzentration). Empfohlen wird eine lauwarme Wassertemperatur.

Nasenspülung

Salz in lauwarmem Wasser lösen (für größere Kinder oder Erwachsene: 1 kleine Messerspitze Salz auf 1 EL Wasser oder ⅓ TL Salz auf ¼ Liter Wasser) und aus der hohlen Hand oder einem Becher durch die Nasenlöcher „hochziehen“. Wichtig ist dabei, die Zunge nach oben an den Gaumen anzulegen, weil damit verhindert wird, dass das Salzwasser nach hinten in den Rachen läuft.

Angenehm und praktisch in der Handhabung ist eine Nasendusche, die z. B. in Kombination mit Portionsbeuteln Emser Salz angeboten wird. Für unterwegs gibt es auch Nasensprays mit Meerwasser oder Emser Salz.

Arzneimittel und Heilpflanzen

Arzneimittel dienen normalerweise dem Gesundwerden bei Krankheit. Es gibt aber auch Mittel, die vorbeugend eingesetzt werden können.

Spenglersan

Morgens bietet es sich an, einen Sprühstoß Spenglersan G in die Ellenbeuge einzureiben. Spenglersan G ist ein homöopathisches Komplexmittel aus Antigenen und Antikörpern von Viren und Bakterien aus dem Atemwegsbereich.

Emser Pastillen

Wenn in der Umgebung stark gehustet und geniest wird, sind Emser Pastillen **ohne Menthol** (Medizinprodukt) gute Begleiter. Emser Pastillen bestehen aus Emser Salz, das im Vergleich zum Kochsalz zahlreiche Mineralien enthält. Salz wirkt desinfizierend, die Anwendung in der Heilkunde hat eine lange Tradition. Beim Lutschen von Salzpastillen wird die Rachenschleimhaut mit Salz benetzt. Das Salz zieht Sekret aus den Schleimhautzellen nach außen und regt die Schleimhaut an, neues Sekret zu produzieren. Damit bewirkt das Lutschen eine gewisse „Ausleitung“ von Körperflüssigkeiten insbesondere in einem Bereich – dem Rachen – der durch die Besiedelung mit zahlreichen Keimen gekennzeichnet ist.

Zistrose

Die Zistrose wird vor allem in Griechenland (wo sie einen wesentlichen Bestandteil der Vegetation darstellt) schon seit Jahrhunderten als Heilpflanze genutzt. Dort trinkt man Zistrosentee gegen Erkältungsbeschwerden. Die Zistrose gilt als die polyphenolreichste Pflanze in Europa. Durch die zusammenziehende (adstringierende) Wirkung der Pflanze wird die Mundschleimhaut abgedichtet und stellt einen besseren Schutz vor äußeren Einflüssen dar. Dieses macht insbesondere eine vorbeugende Anwendung der Zistrose in Form von Tee oder Lutschtablette sinnvoll. Man vermutet daher auch, dass sie bei einer Vielzahl von Viren wirken.

Das Präparat Cystus 052® Bio Halspastillen mit Extrakten einer ganz bestimmten Cystus-Varietät (Unterart) wurde wissenschaftlich erforscht. Es ist als Nahrungsergänzungsmittel erhältlich.

Meerrettich und Kresse

Das naturheilkundliche Präparat Angocin Anti-Infekt N enthält Extrakte aus Meerrettich und Kapuzinerkresse, die bereits weiter oben als heilsame Pflanzen erwähnt wurden. Die Pflanzen enthalten schwefelhaltige Verbindungen, die hemmend auf das Wachstum von Bakterien, Viren und Pilzen wirken.

Klosterfrau-Melissengeist Konzentrat

In Klosterfrau-Melissengeist Konzentrat helfen außer der Melisse Destillate aus Ingwer, Pfeffer, Gewürznelken und Galgant (sogenannte Scharfdrogen) der körpereigenen Abwehr auf die Sprünge.

Achtung: Bitte nehmen Sie alle Präparate nur nach Rücksprache mit dem Therapeuten oder Apotheker ein. Beachten Sie auch die Packungsbeilage.

Das Waldbad

Untersuchungen bestätigen die positiven Auswirkungen von Waldspaziergängen auf Immunsystem, Herz und Psyche. Die Erkenntnis, dass der Wald eine heilende Wirkung besitzt, gewannen zuerst japanische Forscher. Bereits 1982 entstand im Akazawa Natural Recreation Forest das Konzept des Waldbadens – also dem „Eintauchen in die Natur".

Ein Grund, warum der Waldspaziergang so gesund ist, liegt auf der Hand: Wir bewegen uns an der frischen Luft. Dass körperliche Aktivität bei vielen chronischen Erkrankungen helfen bzw. diesen vorbeugen kann, ist seit Langem bekannt.

Dabei ist es vor allem die Luft im Wald, die unserem Körper so guttut: Mit jedem Atemzug, den wir im Wald tätigen, werden unsere Lungen mit purer Medizin gefüllt: Wissenschaftler haben herausgefunden, dass sich in der Atmosphäre des Waldes eine erhöhte Konzentration an sogenannten Terpenen befindet, das sind biogene Wirkstoffe (Phytonzide), die Pflanzen zum Schutz vor Schädlingen und Krankheitserregern bilden.

Studien zeigen zudem, dass unser Körper bei Spaziergängen in der Natur vermehrt das Hormon DHEA (Dehydroepiandrosteron) ausschüttet. Ein Mangel dieses auch Antistresshormon genannten Botenstoffes schwächt die körperliche Leistungsfähigkeit und das Immunsystem.

Das Rauschen eines Baches, das Vogelgezwitscher und der besondere Duft der Natur aktivieren in unserem vegetativen Nervensystem den Ruhepol, den sogenannten Parasympathikus. Dieser ist u.a. für den Stoffwechsel, die Erholung und den Aufbau körpereigener

Reserven verantwortlich. Immer wenn wir uns im Wald aufhalten, werden die Stresshormone zurückgefahren, der Blutdruck sinkt.

Verbringen Sie pro Monat möglichst zwei Tage (mindestens jeweils zwei Stunden) in einem Waldgebiet. Dann bleiben die natürlichen Abwehrzellen des Körpers dauerhaft erhöht. Genießen Sie Ihren Aufenthalt im Grünen in vollen Zügen, und nehmen Sie die Waldluft ganz bewusst in sich auf.

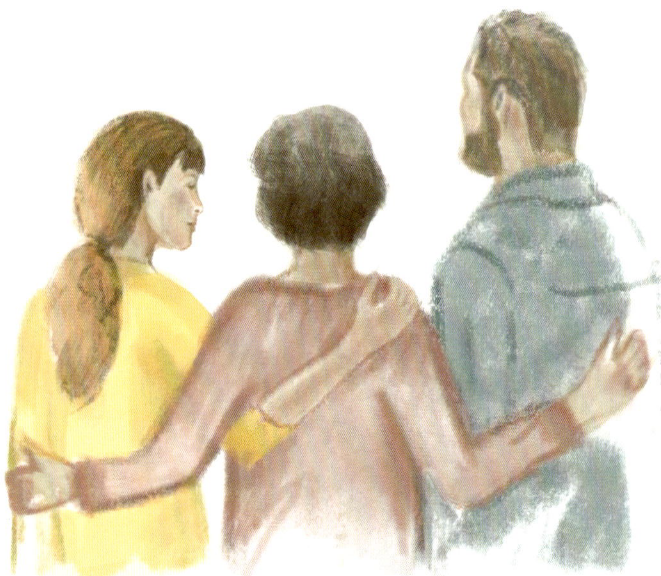

Zusammenfassung oder Die 12 Punkte für ein stabiles Immunsystem aus wissenschaftlicher Sicht

In einem gemeinsamen Projekt von naturheilkundlichen Kliniken und Hochschulambulanzen in Berlin, Witten/Herdecke, Essen und Bamberg wurden zwölf Punkte zusammengestellt, die Körper, Geist und Seele stärken. Am besten ist es, wenn man diese 12 Punkte jeden Tag beherzigt.

1. **Atemübungen**: Atmen Sie 5–10 Minuten bewusst tief ein und aus, am besten morgens und abends – zur optimalen Belüftung der Atemwege sowie zur Entspannung und Zentrierung. Achten Sie dabei auf den natürlichen Atemrhythmus und lassen sich davon ganz von selbst in eine leichte Entspannung tragen.
2. **Liebe und soziale Kontakte**: Denken Sie daran, welche Menschen Ihnen besonders wichtig sind und was diese Menschen im positiven Sinn für Sie bedeuten. Tauschen Sie sich dazu aus. Sprechen Sie aus, was Sie empfinden. Telefonieren und Skypen Sie. Schreiben Sie Briefe. Sprechen Sie eine Geschichte, ein Gedicht, einen Podcast ein.
3. **Gedanken, positives Lebensgefühl und Optimismus**: Vielleicht machen Sie sich Sorgen und Gedanken. Wenn das so ist, stellen Sie die Frage: Hilft Ihnen dieser Gedanke? Wenn nein, richten Sie Ihre Aufmerksamkeit auf Positives – das hebt die Stimmung und stärkt die Widerstandskraft. Denken Sie daran, was Sie heute und in Zukunft Schönes machen werden, und worauf Sie sich freuen. Schaffen Sie innere Bilder von Kraftorten. Beschränken Sie die Zeitspanne, in der Sie sich mit den Informationen zu Krisen in der Welt beschäftigen.

4. **Andere unterstützen**: Kaufen Sie für andere ein und seien einfach da für sie.

5. **Zur Ruhe kommen**: Nutzen Sie die Zeit für innere Ruhe, Einkehr, Reflexion und Meditation. Tun Sie sinnvolle Dinge im Haushalt, zu denen Sie sonst nicht kommen, oder tun Sie etwas, was Sie schon immer mal zu Hause in Ruhe tun wollten. Richten Sie ein Home-Retreat ein – das passt eigentlich immer gut, nicht nur in der Fastenzeit oder im Advent.

6. **Bewegung**: Bewegen Sie sich 15–30 Minuten am Tag mit Lockerungsübungen, Frühsport, Walking, Jogging, Yoga, Tai Chi – je nachdem was für Sie passt – z. B. am offenen Fenster, auf der Terrasse, im Garten oder wo auch immer es aktuell möglich ist. Gehen Sie 20–30 Minuten pro Tag in die Natur, und konzentrieren Sie sich darauf, was Sie sehen, hören und riechen.

7. **Essen und Trinken**: Versuchen Sie, regelmäßig zu essen, möglichst in Ruhe und im Sitzen. Essen Sie mindestens eine warme Hauptmahlzeit am Tag, am besten frisch gekocht. Entdecken Sie die Vielfalt pflanzlicher Lebensmittel, Kräuter und Gewürze – und vielleicht können Sie auch ein lang vergessenes Kochbuch neu entdecken? Trinken Sie großzügig Wasser und genießen Sie warme Getränke, wie z. B. ungesüßten Kräutertee, Ingwertee, Tee mit Süßholz, grünen Tee. Trinken Sie (in geringen Mengen) Holunderbeersaft mit Honig oder Aroniasaft.

8. **Schlaf**: Langer und erholsamer Schlaf stärkt das Immunsystem. Gehen Sie früh ins Bett und erholen Sie sich. Wenn Ihnen kalt ist, legen Sie eine Wärmflasche an die Füße.

9. **Wärme**: Manche Menschen frieren schnell. Essen und trinken Sie dann häufiger warm, z. B. warme Tees oder Suppen. Nehmen Sie abends ein warmes Bad oder eine heiße Dusche, machen Sie ein warmes Fußbad. Geraten Sie auf angenehme Art ins Schwitzen.

10. **Schleimhautschutz und -befeuchtung**: Stärken Sie die Schleimhäute Ihrer Atemwege durch eine Nasenspülung mit mildem Salzwasser, durch Ölziehen oder ein Kopfdampfbad bzw. eine Inhalation.
11. **Kreislauf und Durchblutung**: Regen Sie Kreislauf und Durchblutung an durch Trockenbürsten. Waschen Sie sich nach der warmen Dusche mit kühlem Wasser am Waschbecken ab oder duschen Sie – bei stabilem Kreislauf und wenn es für Sie passt – kurz kalt.
12. **Humor und Lachen**: Auch in herausfordernden Zeiten darf man lachen oder sich ablenken. Lesen Sie lustige Bücher, schauen Sie spaßige Filme, tauschen Sie Scherze und Witze.

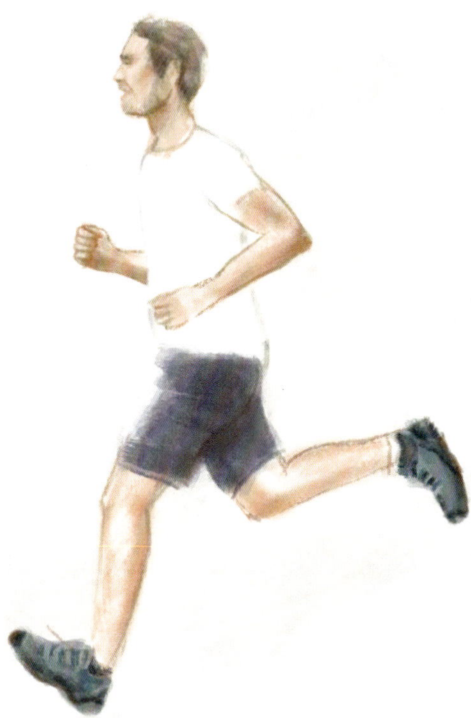

Literatur und Quellen

Bücher aus dem KVC Verlag

Sigrid Bosmann, Anna Paul: Vegetarisch vollwertig kochen. Essen: 2021

Michael Elies, Annette Kerckhoff: Grippe und Infekte – Vorbeugung und Behandlung. Essen 2019

Michael Elies, Annette Kerckhoff, Ulrich Koch: Schlafstörungen – Selbsthilfe und Schlaftypen. Essen 2020

Johanna van Galen: Gymnastik für Senioren – Beweglich und standsicher mit 61 Übungen. Essen 2020

Markusine Guthjahr, Annette Kerckhoff: Küchenkräuter. Essen 2020

Gisela Hillert: Ätherische Öle – Duftende Begleiter für Gesundheit und Wohlbefinden. Essen 2018

Inga Knaub, Annette Kerckhoff: Wickel, Auflagen, Kompressen. Essen 2016

Anna Paul, Annette Kerckhoff: Bewusst atmen, besser leben. Essen: 2020

Beiträge aus Zeitschriften, Onlinemedien

Karen Hoffschulte: Gesundheit aus dem Wald. In: Natur und Medizin Mitgliederzeitschrift 2017, Nr. 5, S. 4–7

Andreas Michalsen: Jetzt die Immunabwehr durch den Lebensstil positiv beeinflussen. www.carstens-stiftung.de/artikel/prof-dr-andreas-michalsen-jetzt-die-immunabwehr-durch-den-lebensstil-positiv-beeinflussen.html [Stand: 25.6.2020]

Der Autor

Dr. Michael Elies, bis Ende 2019 in eigener Praxis als Facharzt für Allgemeinmedizin, Naturheilverfahren, Akupunktur und Homöopathie niedergelassen, ist seit vielen Jahren Mitglied des Vorstandes und beratender Arzt von Natur und Medizin. Er war von 1989–2019 Lehrbeauftragter für Geschichte und Entwicklung der Homöopathie an der Heinrich-Heine-Universität Düsseldorf und langjähriger Dozent der Deutschen Ärztegesellschaft für Akupunktur, von der er 1989 den Dr. Bachmann-Preis erhielt. Dr. Elies ist seit 1991 Mitglied der Arzneimittelkommission D beim BfArM (früher BGA) Bonn. Er ist Autor zahlreicher Fachbücher und Ratgeber.

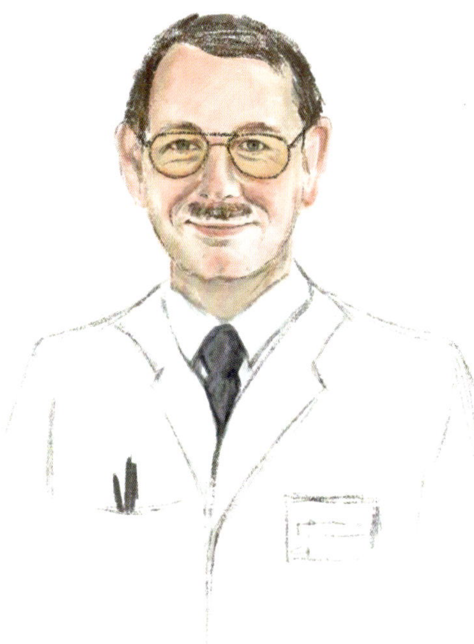

Anhang

Reife- und Erntezeit von heimischen Lebensmitteln

Gemüse	Jan	Feb	Mär	Apr	Mai	Jun	Jul	Aug	Sep	Okt	Nov	Dez
Grünkohl												
Rosenkohl												
Spinat												
Spargel												
Kohlrabi												
Frühlingszwiebeln												
Mangold												
Radieschen												
Spitzkohl												
Blumenkohl												
Dicke Bohnen												
Brokkoli												
Erbsen												
Fenchel												
Gurke												
Zucchini												
Grüne Bohnen												
Zuckerschoten												
Aubergine												
Paprika												
Staudensellerie												
Sellerie												
Tomaten												
Kürbis												

Obst	Jan	Feb	Mär	Apr	Mai	Jun	Jul	Aug	Sep	Okt	Nov	Dez
Rhabarber*												
Erdbeeren												
Stachelbeeren												
Kirschen												
Johannisbeeren												
Himbeeren												
Heidelbeeren												
Aprikosen												
Brombeeren												
Mirabellen												
Pflaumen												
Zwetschgen												
Äpfel												
Birnen												
Wassermelone												

* Rhabarber ist eigentlich ein Gemüse, wird aber bei uns in der Regel wie Obst gegessen, daher in dieser Tabelle erwähnt

Salat	Jan	Feb	Mär	Apr	Mai	Jun	Jul	Aug	Sep	Okt	Nov	Dez
Chicorée												
Feldsalat												
Grüne Blattsalate												
Endiviensalat												
Radicchio												

Natur und Medizin e.V. – Eine starke Gemeinschaft

Ob Pflanzenheilkunde, Homöopathie oder Blutegeltherapie – die Komplementärmedizin ist sehr vielseitig. Antworten darauf, welche Therapieverfahren bei welchen Krankheiten helfen, gibt NATUR UND MEDIZIN. Der Verein und seine Mitglieder unterstützen die Carstens-Stiftung in ihrem Auftrag, die Naturheilkunde und Homöopathie wissenschaftlich zu erforschen. Das Ziel ist eine Integrative Medizin, in der moderne Erkenntnisse und traditionelles Wissen, Hochschulmedizin und Naturheilkunde keine Gegensätze, sondern gleichberechtigte Akteure sind.

Der Auftrag von NATUR UND MEDIZIN ist es, die Bevölkerung fundiert zu informieren, so dass immer mehr Menschen davon profitieren können. Die Mitgliederzeitschrift Natur und Medizin bietet neben aktuellen Berichten zur Komplementärmedizin auch eine Vielzahl praktischer Selbsthilfetipps. Ein exklusives Ratgeberangebot und Bücher aus dem eigenen Verlag liefern ausführliche Informationen zu bestimmten Krankheiten und deren Therapiemöglichkeiten.

Helfen Sie mit, Naturheilkunde und Homöopathie zu fördern und zu erhalten! NATUR UND MEDIZIN ist auf Ihre Unterstützung angewiesen: Mit Ihren Mitgliedsbeiträgen, Buchkäufen und Spenden finanziert NATUR UND MEDIZIN wichtige Forschungsprojekte, bezieht Stellung und berät Patienten unabhängig.
Werden Sie Mitglied, spenden Sie für die Komplementärmedizin, empfehlen Sie uns weiter!

Weitere Informationen erhalten Sie unter:

NATUR UND MEDIZIN e.V., Am Deimelsberg 36, 45276 Essen,
Telefon: 0201/56305 70, www.naturundmedizin.de |
www.kvc-verlag.de | www.carstens-stiftung.de